ROYAT

CONFÉRENCE

DE

M. le Professeur LANDOUZY

CLERMONT-FERRAND

IMPRIMERIES TYPOGRAPHIQUE ET LITHOGRAPHIQUE G. MONT-LOUIS

—

1907

ROYAT

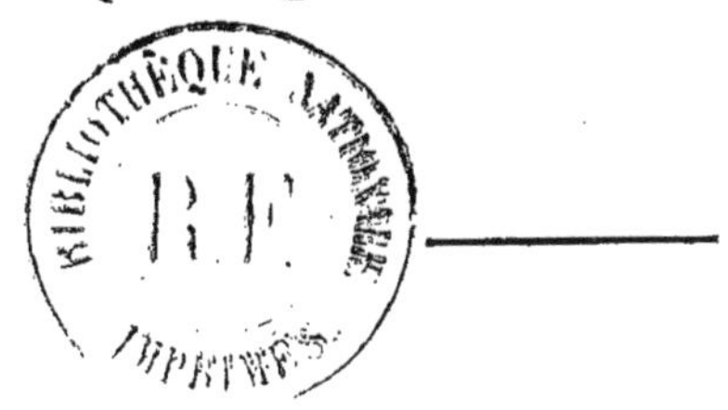

CONFÉRENCE

DE

M. le Professeur LANDOUZY

CLERMONT-FERRAND

IMPRIMERIES TYPOGRAPHIQUE ET LITHOGRAPHIQUE G. MONT-LOUIS

1907

ROYAT

CONFÉRENCE

DE

M. le Professeur LANDOUZY

Messieurs,

Je serai très bref sur l'antiquité de Royat. Lorsque les Romains occupèrent l'Arverne, ils trouvèrent les eaux de Royat, et comme ils l'avaient fait pour tant d'autres stations thermales et hyperthermales, ils jugèrent bon d'établir ici une station dans laquelle les Légions romaines, fatiguées ou blessées par la conquête, trouveraient une station de cure et de repos. Ce qu'on a pu vous montrer tout à l'heure dans la visite détaillée de l'établissement, ce que vous avez vu des traces et des restes de la piscine et des gradins qui servaient aux thermes romains, tout cela a été pour vous une leçon de choses bien supérieure à ce que je pourrais dire.

Messieurs, je n'insisterai pas plus longtemps sur ce que vous avez vu ce matin en détail ; vous venez d'interviewer vos confrères ; ils vous ont montré tout ce que Royat comporte d'outillage thérapeutique et je serai certainement, quels que soient les détails dans lesquels je pourrais entrer dans la synthèse que je vais présenter de la station, moins complet que nos confrères ont dû l'être.

Mon premier mot sur Royat sera donc un remerciement pour la leçon que l'expérience de nos confrères nous a faite ce matin.

Vous avez pu vous rendre compte que les eaux de Royat sont abondantes, et qu'elles ont, quelle que soit la source, des caractères communs par certains détails que je préciserai tout à l'heure ; vous avez vu que ces eaux sont, avant tout, transparentes, claires, limpides, d'une saveur saline plutôt agréable, sans odeur, et qu'elles sont éminemment gazeuses.

Vous avez vu les quatre sources qui font la gloire et la réputation de Royat : et d'abord — à tout seigneur tout honneur — la *source Eugénie*, qu'on vous a dit être à 35 degrés et qui fournit par jour plus d'un million 400,000 litres ; on vous a montré la *source Saint-Victor*, 30 degrés, qui ne fournit pas moins de 30,000 litres ; la *source César*, 27 degrés, et la *source Saint-Mart*, 31 degrés. Ce sont toutes ces sources réunies qui donnent à Royat cette richesse de 1 million 529.000 litres par jour.

La minéralisation globale, ici, est une minéralisation des plus appréciables puisqu'elle varie, d'une source à l'autre, entre 2 et 5 grammes. Le fond de cette minéralisation globale est représenté par des *bicarbonates alcalins* variés qui se chiffrent jusqu'à 3 grammes à la source Eugénie, en passant par le bicarbonate de soude, le bicarbonate de chaux, les bicarbonates de magnésie et de fer.

Si vous en doutez encore, vous n'avez qu'à faire appel à votre souvenir et à vous rappeler que vos confrères vous ont dit que les traces jaunâtres que vous avez vues dans la piscine sont dues au bicarbonate de fer et que les teintes irisées viennent des précipitations qui, avec le temps, se sont faites de bicarbonate de chaux.

Vous avez remarqué que cette eau est irrégulièrement traversée par un bouillonnement gazeux que vous avez vu sortir de la buvette Eugénie ; vous avez vu comment, à gros bouillons, s'échappe l'*acide carbonique.* L'acide carbonique, ici, est représenté dans des quantités que je puis qualifier de folles : Vous allez voir par des chiffres que si la source Eugénie renferme 400 centigrammes d'acide carbonique par litre, on trouve 1.200 à César, 1.700 à Saint-Mart et 1.500 à Saint-Victor. *Quelle puissance thérapeutique carbo-gazeuse représente donc Royat ?*

En dehors de cela, l'arsenic est représenté, ainsi que le chlorure de lithium. Voilà le fond de la minéralisation de la station de Royat.

*
* *

La manière dont on utilise les sources de Royat est double : on boit et on baigne. La *boisson* est associée à la *balnéation*.

La *boisson* se fait aux quatre sources, surtout à Saint-Mart et à Saint-Victor ; cette dernière source, quant à présent, ne sert qu'à la boisson, les trois autres servent à la fois à la boisson et à la balnéation. Quand on prend l'eau de Royat en boisson, à des doses différentes suivant l'âge, le sexe, le tempérament, les localisations morbides, on aperçoit parmi les réactions du malade, que l'eau stimule l'appétit, augmente la sécrétion d'acide chlorhydrique de l'estomac, tonifie et calme sa musculature et sa sensibilité. Absorbée par le malade, l'eau minérale stimule son économie tout entière et la preuve en est que la diurèse est augmentée et que les oxydations sont modifiées quantitativement et qualitativement. La meilleure preuve de ce fait est que les malades, qui ne sont pas au courant des détails de la physiologie, savent très bien reconnaître, après quelques jours de traitement suivi, les effets de la boisson de Royat et qu'ils disent volontiers à leur médecin que la *semaine des sables* est arrivée pour eux : ils reconnaissent dans leurs urines un caractère d'activité ; ils ressentent clairement des troubles qui n'existaient pas lorsqu'ils ont quitté leur domicile pour arriver à Royat.

La médication externe, et particulièrement la médication par les *bains*, constitue la grosse affaire de la médication de Royat.

La *Source Eugénie* est le véritable grand cheval de bataille de cette médication externe de Royat, parce que cette source, comme on vous l'a dit, fournit à elle toute seule plus d'un million de litres par jour.

C'est la grande source de Royat. Elle est grande par son abondance, elle est grande par sa minéralisation globale de plus de 5 grammes ; grande encore par sa température, 35 degrés ; elle est grande par l'acide carbonique, puisqu'elle contient *400 centigrammes d'acide carbonique par litre* ; grande par l'usage qu'on en fait, grande par les résultats qu'on en obtient.

Elle alimente les bains et les piscines, la piscine centrale que nous avons déjà vue il y a quatre ans et dans laquelle plusieurs d'entre nous se baignèrent, et la piscine nouvelle, la *Piscine Duchenne de Boulogne*. Par ce nom « Duchenne de Boulogne », nos confrères ont voulu simplement témoigner leur reconnaissance à un médecin français, conserver la mémoire du grand neuropathologiste du siècle dernier, que certains d'entre nous ont connu et dont nous avons tous appris la méthode et la grande discipline scientifique.

Quand je vous aurai dit que la source Eugénie est employée encore en *inhalations* et en *pulvérisations* ; quand je vous aurai dit qu'on donne ici des *bains hydro-électriques* moyennant lesquels il se fait un passage de sels de l'eau à travers les tissus, dans les jointures des rhumatisants et des goutteux ; quand je vous aurai dit que l'application des eaux de Royat peut se faire sur les narines, sur la gorge, sur toutes les muqueuses, j'aurai, je crois, été assez complet sur l'outillage de la station.

*
* *

Les *bains* sont donnés ici, en effet, différemment comme longueur, différemment comme source à laquelle on puise l'eau, différemment comme température : plus chauds avec la source Eugénie, à 35°, moins chauds avec la source Saint-Mart, à 30° et la source César, à 27°.

Vous m'avez entendu dire que l'eau est chaude, puisqu'elle a 35 degrés à la source Eugénie. Je me suis servi, au Mont-Dore, à Néris et à La Bourboule, de l'expression hyperthermale. Eh bien, Messieurs, vous allez voir combien ce changement de mot présente d'importance. Au Mont-Dore, on ne peut pas se servir de l'eau native pour toute espèce de balnéation ; il faut que cette eau ait été refroidie soit par le procédé simple du temps écoulé, soit par un mélange avec une eau moins élevée comme température. A la source Eugénie, au contraire, comme à la source Saint-Mart et à la source César, c'est de l'eau chaude, de l'eau à une température optima, ou du moins à une température suffisante pour qu'on puisse s'y baigner sans que l'homme soit obligé d'in tervenir dans cette matière médicale minérale vivante.

A Royat, c'est donc *l'eau à l'état naissant, à l'état de médicament natif,* que vous pouvez employer sans intervenir ni par le réchauffement, ni par le refroidissement, et c'est cette eau que, selon les cas, le médecin ordonnance, selon les modes les plus différents et les mieux adoptés aux demandes et aux tempéraments des malades.

C'est, en effet, un principe de thérapeutique thermale générale qu'il y a dans *l'eau courante de Royat,* tout autre chose que dans le *bain de Royat pris le robinet étant fermé de la première minute jusqu'au moment où l'on en sort :* Le bain que j'aurais pris dans la même eau, courante ou dormante, devra me donner un autre résultat thérapeutique, et nos confrères d'ici, qui sont passés maîtres dans la manière d'ordonnancer le médicament que représente Royat, savent très bien que s'ils donnent un bain carbo-gazeux *de dix minutes* ou *d'un quart d'heure, avec de l'eau dormante* ou *avec de l'eau courante, avec de l'eau mélangée* ou *avec de l'eau pure, avec l'eau du bain A* ou *avec celle du bain B,* c'est-à-dire avec l'eau venant du réservoir ou avec l'eau venant directement du griffon, ils savent très bien que l'effet thérapeutique ne saurait être le même dans ces différents cas.

Les bains sont donc donnés, tantôt avec la *minéralisation virginale des sources,* tantôt avec une *minéralisation mitigée,* puisqu'il arrive assez souvent que, suivant les prescriptions de nos confrères, on fait un mélange *d'eau* empruntée à une source non minéralisée, *avec l'eau d'une des sources que nous avons vues*, pour en diminuer l'activité trop forte pour certains malades.

Il se fait ici des bains de toutes espèces de manières. Il se fait d'abord des *bains A*, comme disent nos confrères, avec les eaux des sources ayant séjourné dans les réservoirs chacun spécialement destiné à chacune de ces sources. Dans le *bain B,* au contraire, l'eau arrive dans la baignoire *directement du griffon*, et le malade reste continuellement au contact de l'eau vivante, virginale, qui n'a pas passé par un réservoir, et dont l'acide carbonique, qui est en dissolution dans l'eau, n'a pas eu le temps possible, matériel, de s'évaporer.

Si j'insiste là-dessus, c'est parce que ce sont là des choses essentiellement nouvelles et qui nous promettent vraisemblablement une révolution dans la thérapeutique thermale, attendu que, comme je l'enseignais il y a dix ans à la Faculté, il y a, en matière de médication thermale tout une posologie à faire ; et ce qu'on a fait en matière de thérapeutique galénique, en matière de thérapeutique physique, il fallait se décider à le faire en matière de thérapeutique thermale. La médication thermale représente un médicament d'une autre allure, réunissant des qualités qui ne sont ni celles que nous empruntons à la matière minérale morte, ni celles que nous extrayons de la matière médicale végétale, de la codéine ou de la digitale, si vous voulez.

Tout cela c'est l'outillage de Royat, c'est, ceci dit entre thérapeutes, la cuisine de Royat, la manière dont il faut ordonnancer la médication pour telle ou telle maladie.

*
* *

Je passerai très rapidement sur ce que je pourrais appeler la posologie du bain de Royat, pour employer l'expression habituelle des thérapeutes ; j'aime mieux m'étendre sur les résultats acquis à cette station. Nous sommes avant tout, ici, des praticiens ; nous cherchons des armes contre telle ou telle des affections dont peuvent être atteints nos clients ; il faut que nous sachions quels sont les malades qu'on a des raisons d'envoyer ici et quels sont les résultats qu'ils nous en rapporteront. Et cela, nous allons demander à la station elle-même.

Ce que nous trouverons, au total, c'est la preuve que l'eau a exercé une stimulation générale sur tout l'organisme, cette stimulation, exercée déjà par l'ingestion de l'eau minérale sur l'estomac, s'exerçant aussi directement par l'imprégnation des papilles nerveuses de la peau, dans la piscine et dans la baignoire. L'analyse urinaire est là pour montrer qu'il y a plus d'urée chez l'individu qui vient de suivre une cure de bains que chez celui qui vient de débarquer ici ; les oxydations sont plus parfaites, la régulation meilleure par le fait des décharges d'acide urique.

C'est pourquoi l'empirisme dans tous les temps, la clinique aujourd'hui, s'accordent à appliquer les eaux de Royat aux individus qui souffrent de cet état constitutionnel que nous dénommons par l'expression d'**Arthritisme.**

C'est vrai et les arthritiques qui viennent ici, à Royat, sont de plus en plus nombreux. Mais, comme je vous l'ai dit ailleurs, il faudra choisir. En ce commencement de vingtième siècle, les arthritiques ne sont pas seulement des légions, ils sont des armées. Il faut que les commandants de ces armées, les thérapeutes thermaux, sachent reconnaître les indications spéciales à chaque corps d'armée. Or vous savez comment les arthritiques montrent leurs privautés mauvaises : les uns ont une congestion plus facile du foie, d'autres souffrent de l'estomac, d'autres sont en proie aux troubles fonctionnels des voies respiratoires, d'autres de l'appareil circulatoire, de l'appareil nerveux ou de l'appareil cutané. Il est des arthritiques qui sont dans la catégorie des excités, des irritables, congestifs, irrités faciles ; d'autres sont volontiers torpides, déprimés, anémiés.

Eh bien, *ce sont ces arthritiques à tendances anémiantes, à tendances déprimées et torpides* qui, quelles qu'en soient les déterminations qu'ont pu produire chez eux cet état, quelles qu'en soient les localisations morbides, sont précisément justiciables de Royat.

La spécialisation générale de Royat est donc celle d'une certaine variété d'arthritiques anémiés, fatigués, déprimés, torpides ; ce sont les mous parmi les arthritiques, quelles que soient leurs localisations, qui sont justiciables de Royat, tandis que les éréthiques, les congestifs, ceux-là sont justiciables d'autres stations.

Je vais vous montrer maintenant un autre côté de la spécialisation de Royat, ce que nous avons coutume d'appeler la *spécialisation fonctionnelle, c'est-à-dire celle qui tient compte des déterminations morbides suivant l'appareil dont la maladie a fait le siège.* Vous avez vu combien est facile l'application de l'eau de Royat aux localisations fonctionnelles morbides de l'arthritisme sur le pharynx, ou sur le larynx ; aux localisations portant sur les voies respiratoires, sous forme de *bronchites chroniques* ; sur la peau, sous forme d'*urticaire, d'eczéma, d'acné* ; sur le foie en manière de *diabète,* sur les jointures sous forme d'*accidents rhumatismaux chroniques* ou de *goutte torpide et anémiante.*

Vous aurez donc à retenir, en fait de localisations arthritiques justiciables de Royat, les rhumatisants et les goutteux souffrant dans leurs articulations, dans leur estomac, souffrant dans leur glycogénie, — les arthritiques présentant des manifestations pulmonaires sous forme de catarrhe sec, des manifestations cutanées sous forme d'acné, d'urticaire, d'eczéma.

Je vous demanderais maintenant d'introduire sur le même plan que les localisations fonctionnelles que je viens d'énumérer et qui appartiennent surtout à des rhumatisants et des goutteux, certaines **spécialisations fonctionnelles de l'appareil nervospinal**, et je vais ouvrir aujourd'hui un gros chapitre pour une spécialisation fonctionnelle qui me paraît devoir prendre son plein essor à Royat. Je fais allusion à la **spécialisation fonctionnelle cardio-vasculaire**.

A mon sens, d'après mes interviews avec mes confrères, d'après ce que j'ai lu, de ce qui a été produit ici depuis quarante ans, tout me permet de dire qu'on doit faire à Royat, place égale en matière de spécialisation, aux *spécialisations générales rhumatisantes* et *goutteuses dans leurs différentes localisations articulaires, cutanées, pharyngées, bronchitiques*, et aux *deux spécialisations fonctionnelles* auxquelles je viens de faire allusion.

*
* *

En parlant de certaines spécialisations fonctionnelles nervospinales, je veux parler de **certains tabétiques**. C'est à la disposition des tabétiques, en effet, que sur la demande de mon collègue et ami le professeur Brissaud, a été ouverte ici, à Royat, la piscine Duchenne de Boulogne, qu'on vous a montrée ce matin et que vous n'aviez pas vue il y a cinq ans, attendu que cette piscine, comme certains bains nouveaux, fait partie de l'outillage tout à fait moderne, tout à fait merveilleux de Royat.

Vous savez pour qui on a fait cette piscine ? C'est pour les tabétiques peu excitables, les tabétiques qui ont été éréthiques, mais qui ne sont plus que peu soufrants, qui en ont fini avec les grandes crises de douleurs fulgurantes. C'est pour cette variété de tabétiques que la piscine a été créée dans l'idée de produire une stimulation générale de l'organisme, tout en permettant et en facilitant la rééducation de la marche. C'est en vue de faciliter les mouvements du tabétique dans la piscine qu'a été fait ce plan incliné, qu'ont été mises les barres d'appui que vous avez pu voir. Tout a été recherché pour permettre justement au tabétique de bénéficier de la stimulation de son corps et de s'aider dans les progrès de sa rééducation, laquelle sera d'autant plus facile à faire, qu'en vertu du principe d'Archimède le malade dans la piscine perd de son poids le poids de l'eau qu'il déplace et qu'il lui devient ainsi beaucoup plus facile de remuer les jambes et les cuisses que s'il était obligé de marcher dans l'atmosphère ambiante. Et j'insiste sur ceci qu'il n'y a, que je sache, nulle part, en Europe ni en France — à moins que des créations nouvelles aient été faites récemment, ce que j'ignore, — je ne connais nulle part de piscine aussi ingénieusement disposée que la piscine Duchenne de Boulogne.

Voilà pourquoi et comment, de ce fait que l'eau de Royat dans la piscine exerce sur le tabétique tout entier une action stimulante et réactionnelle, combat la perversion de sa sensibilité et par suite favorise sa rééducation ambulatoire, on a servi tout une classe de déshérités de la santé, on a ouvert à tout une série de tabétiques, aux *tabétiques fatigués, anémiés, déprimés,* une piscine d'où beaucoup sortiront avec une rééducation singulièrement abrégée au point de vue du temps.

*
* *

La troisième spécialisation fonctionnelle que nous avons à retenir à propos de Royat, est la **spécialisation cardio-vasculaire** dont sont justiciables nombre de cardio-vasculaires, qu'ils soient *hypotendus* ou *hypertendus.* Les uns et les autres de ces malades, suivant la source choisie et suivant la manière dont le bain sera donné, selon que ce sera le bain A ou le bain B, selon qu'il sera en eau dormante ou en eau courante, trouveront ici une amélioration sensible de leur état.

Je vous demanderai la permission de vous retenir une seconde sur l'action qu'éprouve le malade lorsqu'il plonge dans la baignoire pour se soumettre à l'action du *bain carbo-gazeux de Royat.* Cette action a été signalée il y a une dizaine d'années et complètement étudiée par plusieurs de nos confrères. Nous avons donc, sur la pratique des bains carbo-gazeux de Royat, une documentation étendue, qui n'en est peut-être encore qu'à moitié des promesses et des résultats que nous donnera la station sur ce point particulier, mais qui est cependant déjà extrêmement précieuse pour le posologue et pour le thérapeute.

Quand on observe par le pouls et par le sphygmo-manomètre toutes les réactions que le malade éprouve après être entré dans la baignoire ou dans la piscine, on peut voir que deux manières d'effets se produisent. Au premier instant la peau pâlit, le sang semble pour une part quitter la périphérie pour affluer principalement au cœur ; le pouls devient plus fort et, forcément, la tension vasculaire augmente. Il y a là des détails dans lesquels je n'ai pas besoin d'entrer. Toujours est-il qu'au bout de quelques instants une seconde période commence pour le malade. Cette peau qui était tout à l'heure livide devient au contraire rougissante ; une manière d'éry-thème artificiel se produit, l'épiderme devient scarlatini-forme, d'une rougeur plus ou moins violacée, avec des nuances variables selon les réactions auxquelles chacun de nous est sujet. On s'aperçoit que cet érythème est pro-duit tout simplement par une manière de sinapisation, due à l'action de l'acide carbonique et de la minéralisa-tion du bain sur la peau et sur ses réseaux vasculaires. On a dit avec raison que quand on prenait un bain de Royat il semblait que l'on prît un bain de champagne. C'est qu'en effet, de même que l'on voit les bulles d'acide carbonique se ramasser et monter le long de la flûte de

champagne, on voit les bulles d'acide carbonique se fixer
sur la peau de l'individu, grimper le long du corps pour
venir crever à la surface. L'action du bain se traduit donc
par une manière de révulsion objectivement percevable
du côté de la peau ; en même temps le pouls se ralentit,
devient plus ample et la tension vasculaire s'abaisse.
Après le bain, lorsque le malade se repose étendu sur
son lit, une sensation d'apaisement suit le phénomène
d'hypertension, puis d'hypotension qui vient de se produire.

Je ne vous étonnerai pas en vous disant qu'il y a une
variété infinie dans la rapidité, dans la fixité, la durée,
la nuance de ces différents phénomènes ; il y a une variété
infinie suivant l'affection cardio-vasculaire dont est at-
teint l'individu, suivant l'état organique et fonctionnel
du cœur, de l'aorte, des artérioles et des veines, suivant
l'âge, le sexe, le tempérament, le terrain. Nous ne rece-
vons pas les uns les autres la même impression du sul-
fate de quinine, nous ne recevrons pas de la même manière la même dose de l'eau de Royat, du carbonate de
Royat si vous voulez me permettre cette comparaison...
Rien d'extraordinaire à ce que je retrouve toujours en
pharmacologie thermale les nuances avec lesquelles les
pharmacologues nous ont habitués ; rien d'étonnant —
et je reviens toujours sur cette idée — rien d'étonnant,
par suite, que dans leurs plus minces détails d'ordon-
nancement nos confrères se préoccupent de la manière
plus ou moins rapide, plus ou moins stable ou fugace

dont la réaction va se produire chez le malade, dans la baignoire ou dans la piscine. Et voilà comment nos confrères sont arrivés à démontrer que suivant la source empruntée, César, Saint-Mart ou Eugénie, suivant qu'on a employé le bain A ou le bain B, suivant la durée du bain, suivant sa température, 27, 31 ou 34 degrés, *on aura chez les hypertendus comme chez les hypotendus des résultats qui ramènent ou tendent à ramener la pression artérielle à la normale.*

Nos confrères vous ont montré particulièrement que par le bain carbo-gazeux, on obtenait *chez l'hypertendu,* quand on savait s'y prendre, un abaissement de la résistance périphérique, et une systole meilleure que celle qu'il avait apportée à Royat, résultat qui pourra se prolonger pendant plus ou moins longtemps avec tous les bénéfices qui en résultent. La condition du malade, objectivement et subjectivement, a été modifiée, il respire mieux, il palpite moins, il sent moins qu'il a un cœur, son pouls a une tout autre allure aussi bien dans le temps que dans la forme et ces divers phénomènes montrent l'amendement, l'atténuation, le soulagement qu'il a obtenus ici et qui peuvent aller, dans certains cas, jusqu'à une guérison complète.

Vous retiendrez, Messieurs, que Royat doit être pour cette catégorie de cardiaques ce que vous savez être pour l'estomac la cure de Vichy ; pour le rein la cure de Saint-Nectaire ; pour les névropathes la cure de Néris, comme vous savez que les catarrheux congestifs de l'arbre respiratoire trouvent leur spécialisation fonctionnelle au Mont-Dore.

Vous ne vous étonnerez pas que dans la légion des cardio-vasculaires, Royat puisse faire le compte aussi bien des *cardio-vasculaires fonctionnels* que des *cardio-vasculaires organiques*. — En faisant une grande classe des cardio-vasculaires justiciables de Royat *pour la fonction*, tous les médecins ont compris ce que je veux dire. Ce sont ces individus dont les fonctions cardio-vasculaires sont insuffisantes, qui sont en proie à des troubles plus ou moins limités, fugaces ou prolongés de l'organe central ou de la circulation périphérique, que ces troubles tiennent au dynamysme de leur système nerveux, qu'ils aient pour cause l'affaiblissement de la systole cardiaque ou l'atonie vasculaire périphérique. Ces individus qui n'ont pas eu jusqu'ici de lésions organiques ni de l'endocarde, ni du péricarde, ni du myocarde, qui n'ont pas d'altération organique fonctionnelle de l'aorte, qui n'ont pas encore eu leurs parois endurcies par la sclérose, vous verrez qu'ils peuvent s'isoler de leurs mauvaises habitudes, de leurs mauvais plis fonctionnels ; sous l'influence des bains carbo-gazeux de Royat : Tel est le cas de toutes les catégories de gens qui, sous l'influence plus ou moins brusque d'un changement de température, d'un trouble de l'estomac, d'un effort, d'un surmenage intellectuel ou d'un surmenage physique ; sous l'influence d'une menstruation plus ou moins déviée, de la formation des règles ou de leur disparition à la ménopause, voient des troubles fonctionnels survenir dans leur appareil cardio-vasculaire. J'en ai fait souvent l'expérience : Ce sont des malades qui, au lieu d'avoir leur migraine dans la tête ont leur migraine pour ainsi dire dans le cœur. Tous ces individus, tous ces détraqués fonctionnels sont justiciables de Royat.

J'en dirai autant des *cardiopathes organiques*. Vous savez ce que je veux dire.

Tels sont, par exemple, *les mitraux,* ces individus qui, pour avoir eu une légère valvulite au lendemain d'une fièvre rhumatismale aiguë, au lendemain d'une fièvre éruptive ou infectieuse, d'une typhoïde, ont gardé à l'auscultation un souffle très net, plus ou moins doux, plus ou moins filé, ayant son maximum vers la pointe.

Je n'ai pas besoin d'insister sur le caractère des mitraux auxquels la cure de Royat s'adresse. Ce sont *ceux qui sont encore aux premiers acheminements de la décompensation*, et qui ne souffrent encore que de troubles fonctionnels légers. Ils sont justiciables de Royat au même titre que les fonctionnels du cœur dont nous avons parlé tout à l'heure.

Ceux-là sont encore justiciables de Royat, parmi

les cardiopathes, auxquels malheureusement la thérapeutique pharmacologique ne donne pas de soulagement, ceux chez qui on trouve plus ou moins de *sur-
charge graisseuse du cœur, d'insuffisance myocardique
et de dilatation passive*. Tous ces gens-là trouveront
une amélioration, une sédation de l'état réactionnel et
fonctionnel de leur viscère dans les eaux de Royat.

Les *convalescents de cardiopathie* devront — et c'est
là une indication importante que je souligne — venir
chercher ici l'hygiène thérapeutique appropriée à leur
état. Les convalescents rhumatisants devront venir ici
faire de l'hygiène thérapeutique préventive de la cardiopathie ; les individus qui ne sont atteints que d'une
altération momentanée et superficielle de leur cœur,
causée par la fièvre typhoïde, ou par une maladie
infectieuse quelconque, chez lesquels le mécanisme
fonctionnel du cœur a été troublé, même légèrement,
ceux-là, pour ne pas devenir plus tard des cardiopathes, feront bien de venir, en manière d'hygiène thérapeutique, demander à Royat de régler en eux,
comme on règle un chronomètre, leur système cardio-
vasculaire. Ils feront bien de venir purger, d'une façon
qui sera peut-être définitive, la condamnation que la
maladie infectieuse ou l'intoxication leur aura momen-
tanément et très superficiellement, je le veux bien, fait
encourir du côté du cœur, de l'aorte et des vaisseaux
périphériques.

*
* *

Je vous ai dit comment, avec une main de fer toujours doublée de plusieurs épaisseurs de velour, on peut, avec l'expérience que l'on conquiert au contact des malades et quoiqu'on ait affaire à des cardiopathes qui soient en apparence dans des situations contraires, comment on peut, en variant les diverses conditions du bain, sa température et sa richesse en acide carbonique, *comment on peut traiter à la fois ici les hypotendus et les hypertendus.*

Il va sans dire que cela n'est qu'à la condition que les hypotendus ne soient pas en état de dilatation complète des cavités, ne soient pas des cardiaques durs, des fibro-cardiaques tels que leur cœur ait cessé d'être un muscle cardiaque dans lequel il n'y a vraiment ni place ni droit pour la systole régulière ; il va sans dire, que ce n'est qu'à la condition que les hypertendus aient encore la possibilité de certaines réactions vasculaires à forme contractive ou à forme dilatatrice, à la condition que ces hypertendus n'aient pas contre eux des reins fermés ou un état de sclérose artérielle avancé.

*
* *

Je crois donc qu'une part de l'avenir et de l'essor que doit prendre cette station appartient à ce que j'appellerai la cure des cardio-vasculaires. Je voudrais que Royat mette une partie de son ambition à devenir la station d'hygiène thérapeutique des cardio-vasculaires, des gens qui, par des troubles organiques ou par des troubles fonctionnels, ont des déviations momentanées, des privautés mauvaises de leur appareil cardio-vasculaire.

Je disais, avant-hier, à un de nos confrères, à propos de certains cardiopathes bien choisis, bien spécialisés, que les médecins ont envoyés à Royat, je disais que les cardiopathes fonctionnels ou organiques trouvaient ici, dans la cure de Royat, la cure optima.

Je dirai un mot de plus sur cette cure optima. Il y a ici, dans l'application, dans l'ambiance, dans la minéralisation, dans la thermalité, dans la puissance en acide carbonique, tous les éléments qui ont fait à la fois la fortune et la renommée des eaux de Nauheim. Vous connaissez tous cette station, au moins de nom, qui est dans le grand duché de Hesse. Voulez-vous que nous fassions une incursion dans son domaine ? Vous y trouverez le chlorure de calcium, vous y trouverez les carbonates, la lithine que vous trouvez ici ; vous y trouverez la même effervescence carbo-gazeuse, la même graduation de température thermale : elle varie, là-bas comme ici, de 27 à 35 degrés.

Aussi bien les analyses comme les résultats médicaux sont identiques ; rien d'extraordinaire donc à ce qu'on puisse dire que les résultats que j'ai observés chez certains malades qui vont à la naïade de Royat aient pu être observés également à Nauheim ; rien d'extraordinaire puisqu'ils ont été obtenus par des eaux employées de la même manière, par un outillage le même, une thermalité la même, une puissance en acide carbonique la même. Ici et là ce sont des *bains carbogazeux*. Par conséquent, je ne vois pas pourquoi Royat ne prendrait pas le même essor au point de vue cardio-vasculaire.

N'avons-nous pas ici un climat qui est pour ainsi dire à souhait? Nous ne sommes plus, en effet, sur les hauteurs de Saint-Nectaire, de La Bourboule et du Mont-Dore. On a reconnu, vous le savez, que certaines altitudes, à certains moments, sont plus pernicieuses que bienfaisantes pour les individus qui souffrent d'une façon fonctionnelle du côté de l'appareil cardio-vasculaire. C'est dire que cette situation de Royat, *à 450 mètres d'altitude,* est bien faite pour les cardio-vasculaires. Royat est une station que je qualifierai à souhait pour ce qui est de l'altitude.

J'ajouterai que l'on fait ici, sur les indications de nos confrères, de la gymnastique respiratoire, de la gymnastique active ou passive, de la gymnastique de résistance. Vous avez tout cela, associé à cette cure spéciale de Royat qui est la *cure de terrain.* Ici, les malades peuvent aller partout sans craindre les grandes fatigues. On a pu même, pour faciliter les premiers pas des cardio-vasculaires en marche vers la convalescence, creuser dès rampes, faire des sentiers tellement adoucis que, sans s'en rendre compte, en prenant son temps, en s'asseyant sur de nombreux bancs bien placés, les malades peuvent se réhabituer à la marche et compléter utilement l'action du massage, de la gymnastique, des bains; la montre en main, ils peuvent se rendre compte des progrès réalisés par l'association de l'hygiène thérapeutique aux bienfaits de la balnéation carbo-gazeuse de Royat.

Vous voudrez bien retenir ceci, c'est que l'indication, la **spécialisation générale** de Royat est celle des **arthritiques déprimés et anémiés.**

Que la spécialisation fonctionnelle peut ici se faire sur trois chefs :

D'abord les **rhumatisants et goutteux, blessés en un point quelconque de leurs articulations, de leurs muqueuses, de leur révêtement cutané ou de leurs viscères.**

Après cela les **tabétiques,** certaines variétés de tabétiques, bien que ce ne soit pas là, je crois, la spécialisation à laquelle s'attachera particulièrement Royat, bien que, pour ma part, je maintienne que je n'aurais pas crainte d'être trompé en envoyant ici les tabétiques dont je vous ai parlé.

En conséquence : spécialisation fonctionnelle rhumatismale et goutteuse pour les torpides et les déprimés ; spécialisation fonctionnelle des tabétiques anémiés.

Mais la spécialisation fonctionnelle qui me paraît être appelée au plus grand avenir, c'est la **spécialisation fonctionnelle cardio-vasculaire** qui donnera ici certainement les plus heureux résultats.

Par conséquent, je me réjouis à la pensée de voir, dans cinq ans, s'épanouir ici, au milieu de la couronne de Royat, ce fleuron le plus large, le plus beau que je puisse présager en ma qualité de thérapeute et de lui voir prendre la coloration et l'intensité que je souhaite à cette belle station.

CLERMONT-FERRAND. — IMPRIMERIES G. MONT-LOUIS